PUBLICATIONS DU *PROGRÈS MÉDICAL*

L'ÉPILOGUE

D'UN

PROCÈS CÉLÈBRE

(Affaire Eyraud-Bompard)

PAR

GILLES DE LA TOURETTE

PARIS

AUX BUREAUX DU
PROGRÈS MÉDICAL
14, rue des Carmes, 14.

E. LECROSNIER et BABÉ
ÉDITEURS
Place de l'Ecole-de-Médecine.

1891

L'ÉPILOGUE

D'UN

PROCÈS CÉLÈBRE

Et maintenant que la tragédie est terminée, qu'Eyraud et Gabrielle Bompard ont « payé leur dette à la justice humaine », il nous sera permis, croyons-nous, de résumer en quelques mots la partie scientifique de ce procès célèbre, aux débats duquel nous avons assisté. Nous avouons d'ailleurs, sans détours, qu'il nous est agréable d'intervenir, car nous aurons à proclamer — et définitivement cette fois, nous l'espérons — le triomphe des idées de nos deux maîtres, MM. les professeurs Charcot et Brouardel, à la défense desquelles, depuis plusieurs années, nous avons consacré toute notre énergie.

Résumons rapidement le crime. Le 13 août 1889, on trouvait à Millery un cadavre, qu'après bien des péripéties M. le Pr Lacassagne, de Lyon, parvenait à faire reconnaître pour celui de l'huissier Gouffé, disparu de son domicile, à Paris, depuis le 26 juillet. Quelques mois plus tard, *spontanément*, l'un des auteurs de l'assassinat, la fille Bompard, venait se livrer à la justice; puis Eyraud, son complice, ne tardait pas à être arrêté.

A la vérité, le crime qu'ils avaient commis tous les deux présentait quelques particularités dans son accomplissement, mais, en le réduisant à ses justes proportions, on ne comprenait guère comment il avait pu passer à l'état « d'événement sensationnel. »

Eyraud, sorte d'aventurier à bout de ressources, s'était servi d'une fille galante, sa maîtresse, pour attirer Gouffé dans un guet-apens et le détrousser. L'huissier avait été pendu, peut-être étranglé ; puis les assassins avaient placé son corps dans une malle, précipitée deux jours plus tard dans les fourrés de Millery ; de là ils s'étaient enfuis en Amérique.

En somme, pour nous, le drame n'était que médiocrement intéressant, mais il le devint bien davantage par suite de circonstances nées spontanément ou provoquées au cours de l'instruction.

Ce n'est pas sans un certain étonnement qu'on avait vu Gabrielle Bompard venir d'elle-même se constituer prisonnière. Son état mental devait, dès les premiers interrogatoires, paraître suspect à M. le juge d'instruction. « Tout était étrange dans les récits de l'inculpée, dans son langage, dans sa tenue ; elle se présentait, moins comme la complice de l'assassinat de Gouffé que comme un témoin surpris par la rapidité d'événements qui dépassaient les pires prévisions.

« Elle racontait les détails avec une indifférence complète et sans remords, elle paraissait sans conscience de la valeur morale des actes qui s'étaient passés sous ses yeux. Ne devait-on pas regarder comme l'indice d'un trouble mental son retour à Paris, son imprévoyance en se mettant elle-même aux mains de la justice (1)? » Aussi, M. Dopffer rendait-il, à la date du 19 février 1890, une ordonnance aux termes de laquelle MM. Brouardel, Motet et Ballet étaient chargés d'examiner l'état mental de l'inculpée.

Les savants experts se mirent aussitôt à l'œuvre et constatèrent chez Gabrielle Bompard un arrêt de développement du sens moral, sans arrêt parallèle du sens intellectuel. « Si profondes — disaient-ils — que soient les lacunes du sens moral, l'intelligence est assez nette pour que Gabrielle Bompard sache ce qui est bien et ce qui est

(1) Rapport de MM. Brouardel, Motet, Ballet; in l'*Affaire Gouffé*, par Lacassagne, in-8°, 1891, p. 67.

mal. Elle n'est pas atteinte d'aliénation mentale ; rien n'établit qu'elle ait subi une contrainte de quelque nature qu'elle soit. Gabrielle Bompard ne saurait donc être considérée comme irresponsable des actes qui lui sont imputés. »

Chemin faisant, les experts avaient constaté qu'elle était atteinte de « petite hystérie », se formulant de temps en temps par des attaques légères « très rares, elle nous l'a dit elle-même (1). » Ils se disposaient à déposer leur rapport, concluant, comme nous l'avons vu, à la responsabilité, lorsque, subitement, un élément tout particulier d'appréciation s'introduisit dans le débat.

Mais laissons la parole à M. le professeur Brouardel : « Nous aurions pu, dit-il, nous arrêter là, mais le lendemain du jour où nous avions terminé notre examen, nous avons lu dans le journal, la *Revue de l'Hypnotisme* (2), une consultation du Dr Bernheim, qui déclare que cette jeune fille, qu'il n'avait du reste jamais vue, avait certainement agi sous l'influence de l'hypnotisme. Nous avons su, de plus, que certaines personnes l'avaient hypnotisée. Nous avons donc été obligés de l'examiner à ce point de vue. »

Gabrielle Bompard est une « petite hypnotique » qui entre dans le sommeil provoqué par une attaque d'hystérie; rien n'indique qu'elle ait obéi à une suggestion dans la perpétration d'un crime longuement mûri et prémédité, pour lequel elle a fait preuve à plusieurs reprises de véritable initiative; enfin, elle a répété à satiété, l'instruction en fait foi, que jamais Eyraud n'a pu parvenir à l'hypnotiser. De semblables raisons, émises par de telles autorités, auraient dû suffire pour écarter au plus loin l'hypothèse même de la suggestion. Mais il n'est pire sourd que celui qui ne veut pas entendre.

Eyraud a été arrêté sur ces entrefaites; tout le roman inventé par Gabrielle Bompard s'est écroulé ; sa complicité consciente éclate à tous les yeux... et son avocat se raccroche désespérément à cette branche de salut que

---

(1) *Gazette des Tribunaux*, 19 décembre 1890, p. 1,210, 3e col. *Déposition de M. Brouardel.*

(2) 4e année, 1889-1890, p. 266.

M. Bernheim vient de lui tendre au moment où il s'en doutait le moins. *On plaidera la suggestion !*

Et pendant ce temps, M. Bernheim et son École sont dans la joie. Enfin! on va donc pouvoir se relever du lamentable échec éprouvé au *Congrès de l'Hypnotisme*. Le voilà, ce crime par suggestion tant rêvé, tant désiré, dont la réalité doit confondre à tout jamais les sceptiques de Paris.

Les journaux politiques, enchantés de l'aubaine, exploitent cette nouvelle mine et se préparent à servir à leurs lecteurs un vrai régal, un nouveau spectacle à la Molière : deux Écoles rivales s'apprêtant à s'entre-déchirer, et cela dans le prétoire !

Pour l'intelligence de ce qui va suivre, il est utile d'ouvrir une parenthèse; nous venons de parler d'*Ecoles*: il est nécessaire de s'entendre.

Depuis 1860, un homme éminent, dont nous sommes fier d'être l'élève, a fondé, par un labeur opiniâtre, dans ce vaste asile de la Salpêtrière qu'il n'a jamais quitté, un enseignement connu du monde entier. Avec les années, les élèves se sont groupés autour du maître, formant une *Ecole* ayant ses doctrines, presque déjà ses traditions, qu'elle s'efforce d'appliquer à l'étude des maladies nerveuses, si mal connues avant l'intervention de son chef.

Entre temps, dès 1878, M. Charcot, rompant en visière avec les préjugés les plus ridicules, n'a pas craint d'aborder le redoutable problème de l'hypnotisme. Procédant avec la rigueur scientifique qui l'a conduit dans l'interprétation des maladies organiques du système nerveux à tant de mémorables découvertes, il reconnaît, dans l'hypnose, une véritable névrose provoquée, à déterminisme spécial caractérisé, dans ses formes typiques, par l'hyperexcitabilité neuro-musculaire, les tracés respiratoires et musculaires de la catalepsie, les modifications des excreta urinaires et bien d'autres phénomènes impossibles à simuler. Du même coup, il insiste sur l'existence des formes frustes, imparfaites, de ce qu'il a appelé le *grand hypnotisme* (1).

(1) Dans un article du *Temps* (29 janvier 1891), paru depuis la composition du présent *Bulletin*, M. Bernheim, appréciant les

Lentement, patiemment, il en fixe les symptômes, fait le bilan des quelques avantages (1) qu'on peut en retirer dans la cure des affections dynamiques et place en regard le tableau des dangers qu'offre le sommeil provoqué entre des mains inexpérimentées. Enfin, il l'applique avec le plus grand bonheur à l'interprétation, à la compréhension rationnelle d'un grand nombre de phénomènes hystériques.

Au point de vue médico-légal, il existe un crime, le viol commis par l'hypnotiseur sur le sujet endormi, ainsi que le démontrent péremptoirement les si remarquables *rapports* de M. Brouardel. Quant au crime par suggestion, les investigations les plus minutieuses montrent théoriquement et pratiquement même qu'il ne franchit pas la porte des laboratoires. Violentez, si vous le pouvez, l'esprit du sujet endormi au point de lui faire accepter une suggestion criminelle; au moment de l'échéance fatale, le physique cédera et une attaque d'hystérie se substituera à la volonté de l'hypnotiseur. Car, il ne faut pas l'oublier, les sujets, chez lesquels il existe les stigmates insimulables de l'hypnotisme, *sont tous des hystériques. Pratiquement, chaque fois que l'hypnose a été*

---

opinions de la Salpêtrière en matière d'hypnotisme, dit un peu dédaigneusement : « *C'est un ensemble de faits expérimentaux plutôt qu'une doctrine, car les faits sont exposés sans interprétation théorique.* » Singulière appréciation pour un homme inféodé, lui aussi, nous l'espérons, à la science expérimentale. D'ailleurs, après la discussion, nos lecteurs jugeront de la valeur des *théories* de Nancy, comparées aux *faits expérimentaux* de la Salpêtrière.

(1) « L'Ecole de Paris n'a pas tiré d'applications pratiques de son enseignement. L'Ecole de Nancy emploie la suggestion dans un but thérapeutique. » (*Temps, loc. cit.*). M. Bernheim sait pourtant bien le contraire. Pratiquement, M. Charcot s'est servi de l'hypnotisme pour interpréter la majorité des phénomènes hystériques. Il n'ignore pas que nous avons consacré le chapitre IX de notre travail, inspiré par M. Charcot (l'*Hypnotisme*, etc., 1887), aux applications thérapeutiques de l'hypnose. Il est vrai que ces applications doivent paraître bien timides à M. Bernheim, qui guérit la dysenterie par suggestion (*Hypnotisme*, 1891, p. 458). Nous choisissons ce cas parmi un grand nombre d'autres de même signification.

portée devant les tribunaux, ses victimes, hommes et femmes, étaient tous des hystériques caractérisés.

Pendant que M. Charcot poursuivait le cours de ses travaux, et qu'au point de vue médico-légal chaque nouvelle cause donnait raison à ses doctrines, M. Bernheim, professeur à la Faculté, fondait à Nancy, vers 1882, une *Ecole d'hypnotisme* et émettait des théories dont l'application était extraordinairement séduisante par les résultats qu'on en pouvait tirer ; nous allons en juger. Ces théories étaient du reste le contre-pied de l'enseignement de Paris.

L'hypnotisme n'est plus une névrose, une modification de l'organisme dans un sens pathologique ; c'est un état physiologique et le sommeil provoqué ne diffère de l'état normal qu'en ce qu'il rend le sujet plus apte à recevoir la suggestion (1).

La suggestion ! ce mot magique explique tout. Vous endormez un sujet malgré lui, en frappant un coup de gong à l'improviste : suggestion ; pendant l'état léthargique, vous faites contracter les muscles de l'avant-bras en pressant exactement sur le nerf cubital : suggestion ;

(1) « Il ne faudrait pas croire, dit M. Bernheim, que les sujets impressionnés soient tous des névropathes, des cerveaux faibles, des hystériques, des femmes ; la plupart de mes observations se rapportent à des hommes que j'ai choisis à dessein pour répondre à cette objection. » (*De la suggestion*, 2e éd., 1888). Comme si les hommes ne payaient pas un lourd tribut à l'hystérie ! Que M. Bernheim relise donc à ce propos son observation VI ! Il est donc bien entendu que les observations rapportées par M. Bernheim sont démonstratives et que la majorité des sujets qu'il endort ne sont pas des névropathes. Analysons ces faits probants. Ils sont au nombre de 105, comprenant 61 hommes et 44 femmes, et se répartissent ainsi qu'il suit, d'après M. Bernheim lui-même : A. Affections organiques du système nerveux, 10. — B. Affections hystériques, 17. — C. Affections névropathiques, 18. — D. Névroses diverses, 15. — E. Parésies et paralysies dynamiques, 3. — F. Affections gastro-intestinales, 4. — G. Douleurs diverses, 12. H. Affections rhumatismales, 19. — I. Paralysies, 5. — J. Troubles menstruels, 2. Et M. Bernheim, après une telle énumération, affirme que ses sujets ne sont pas en majorité des *névropathes*, puisqu'il veut bien employer cette expression. Est-ce que 70 sur 105 de ses malades ne sont pas des *nerveux* au premier chef ? Que serait-ce donc si les sujets n'avaient pas été « choisis à dessein pour répondre à cette objection ? »

les tracés respiratoires de la catalepsie, les modifications des excreta urinaires (1) : suggestion, auto-suggestion, tout est suggestion, à commencer par l'hémianesthésie hystérique, les zones hystérogènes et les 4 périodes de la grande attaque (2).

Et ce n'est plus sur les seuls hystériques, comme à la Salpêtrière, que la suggestion agit. M. Bernheim se fait fort de suggestionner les 9/10mes des malades de son service de clinique (3) : tuberculeux, brightiques, rhumatisants, etc., etc.

Entre les mains du professeur de Nancy, la suggestion acquiert une portée énorme ; le domaine des affections dynamiques ne lui suffit plus. Les élèves accourent de toutes

---

(1) Il est singulier de voir que jamais, dans ses nombreuses publications, M. Bernheim n'a dit un mot sur les *troubles de la nutrition dans l'hypnose* (Strübing: *Archiv. fur kl. Med.*, Bd 27, p. 3. — Brock. *Ueber stoffliche Veranderungen bei der Hypnose. Deut. med. Woch.*, 1880, n° 45. — Gürtler. *Ueber Veranderungen im Stoffwechsel unter dem Einfluss der Hypnose.* Inaug. Diss., Breslau, 1882. — Gilles de la Tourette et Cathelineau. *La nutrition dans l'hypnotisme. Progrès médical*, 26 avril 1890 et *Ibid.*, 20 décembre 1890, réponse à MM. A. Voisin et Harant). Il est, en effet, fort difficile de soutenir que l'abaissement du taux du résidu fixe, de l'urée et des phosphates, et l'*inversion de la formule* de ces derniers sont des phénomènes d'ordre suggestif.

(2) Voy. Bernheim : *Hypnotisme, suggestion, psychothérapie*, in-8°, 1891, *passim* et particulièrement *Leçon IX*.

(3) M. Bitot, chef de clinique de M. le prof. Pitres, de Bordeaux, écrit (Note sur l'hystérie mâle. *Mercredi médical*, 21 janvier 1891, n° 3, p. 26). « L'hypnotisation a été tentée chez *tous* les malades (hommes hystériques). Pour l'obtenir, nous avons fait appel aux divers procédés indiqués. Grande a été notre déception de voir l'inefficacité de nos tentatives réitérées chez 21 malades sur 22 ! Si nous n'avions auparavant hypnotisé pas mal d'hystériques femmes, quand nous prenions leurs observations, nous eussions volontiers mis nos insuccès sur le compte de notre inexpérience. Néanmoins, voulant n'avancer que des faits précis, nous avons maintes fois livré nos malades à d'autres mains plus habiles que les nôtres. Elles ne réussirent pas davantage. Dès lors notre opinion fut arrêtée et nous considérâmes comme trop hasardée la doctrine de ceux qui accordent à tous les tempéraments, même en dehors des névropathes, la possibilité d'être hypnotisés. Nous n'aurions pas mieux demandé, d'ailleurs, que d'arriver à un résultat, car c'eût été une grande satisfaction que de guérir par suggestion plusieurs sujets dont l'état est resté stationnaire. »

parts et volent sur les traces du maître qu'ils devancent peut-être, et alors, dans tous les coins du monde, de l'Ancien et du Nouveau, se fondent des Ecoles secondaires où sont traitées avec un égal bonheur la chaude-pisse et les phlegmons (1), les bronchites et les hémorrhoïdes (2), l'hydropisie, le mal de Bright, l'aphasie, l'atrophie du nerf optique (3), etc., etc. Enfin, la panacée universelle est découverte, Mesmer est ressuscité, l'hypnotisme détrône le cubèbe et moralise les jeunes détenus (4) !

Au point de vue médico-légal, le seul qui nous intéresse véritablement aujourd'hui, l'Ecole de M. Bernheim ne reste pas inactive ; elle a pour représentant attitré M. Liégeois, professeur à la Faculté de droit de Nancy, qui, lui aussi, dans son domaine, tient haut et ferme le drapeau de la suggestion. Sous son influence, on peut faire commettre des actes délictueux et criminels sans nombre, faire signer de faux testaments, empoisonner toute une famille. La suggestion est l'épée de Damoclès constamment suspendue sur nos têtes. Qu'on en juge plutôt : « En attendant que la lumière se fasse, dit M. Liégeois (5), les personnes qui rêvent à haute voix et qui semblent a *priori* plus hypnotisables que les autres, agiront prudemment en ne regardant pas trop longtemps et avec trop grande fixité des étrangers, des inconnus, avec lesquelles elles se trouveraient seules, par exemple, dans un compartiment de chemin de fer. »

Le nombre des hypnotiseurs-amateurs augmentant tous

---

(1) Fontan et Segard (Toulon). *Eléments de médecine suggestive*, Paris, 1887, p. 110 et suivantes.

(2) Osgood (Boston). The therapeutic value of suggestion during the hypnotic state ; with an hystorical sketch of hypnotism and reports of thirty four cases. — *The Boston medical and surgical Journ.*, nos 18 et 19, 1890, cas 10, 14, 15, etc.

(3) Weterstrand (Stockholm), van Renterghem, van Eeden (Amsterdam). *Revue de l'Hypnotisme*, 3e année, 1889, p. 146 et *Comptes rendus du 1er Congrès international de l'Hypnotisme*, p. 69, 79, etc.

(4) Bérillon. *Comptes rendus du 1er Congrès de l'Hypnotisme*, p. 157.

(5) *De la suggestion hypnotique dans ses rapports avec le droit civil et criminel*. Paris, 1884, p. 69.

les jours, on s'étonne véritablement comment on ose encore sortir de chez soi.

Pendant ce temps, et sans se laisser déborder par l'enthousiasme qui accueillait les doctrines si faciles de l'Ecole de Nancy, la Salpêtrière poursuivait le cours de ses travaux, essayant de guérir (1) les victimes des Hansen et des Donato, auxquels M. Liégeois (2) pense « qu'on doit une certaine reconnaissance pour la part qu'ils ont prise à la propagation de l'hypnotisme. »

Restant uniquement sur le terrain scientifique, contrôlant au point de vue médico-légal ses théories par les faits qui lui étaient fournis par M. Brouardel, elle répondait à M. Liégeois : « Mais tous ces crimes, commis par les somnambules, dont vous parlez tant, montrez-nous-en donc un seul, un véritable par exemple, et alors nous verrons à être convaincus. »

Et M. Liégeois de répondre, poussé dans ses derniers retranchements : « En vérité, faudrait-il donc, pour faire prendre au sérieux la suggestion, apporter à nos contradicteurs un crime réel, un cadavre véritable ? Cela nous ne pouvons le faire, on le sait bien, et alors on s'empresse d'en triompher (3). »

C'est sur ces données que s'ouvrit le premier *Congrès de l'Hypnotisme* qui se tint à Paris, au mois d'août 1889.

Là encore, pas de cadavre ; des expériences, des crimes de laboratoire. On eut beau épiloguer sur l'affaire La Roncière Le Noury, Ulysse X., Emile D., tous sujets hystériques agissant *spontanément* (4) dans une période som-

---

(1) Charcot. *Accidents hystériques graves survenus chez une femme à la suite d'hypnotisations pratiquées par un magnétiseur dans une Baraque de fête. — Revue de l'Hypnotisme*, 1888, p. 3, etc.

(2) *De la suggestion et du somnambulisme dans leurs rapports avec la jurisprudence et la médecine légale*, 1889, p. 728.

(3) *Ibid.*, p. 637.

(4) Il est singulier de voir la confusion que M. Liégeois établit sans cesse pour soutenir ses théories avec les états *spontanés* (*états seconds* ou accès *spontanés* de somnambulisme hystériques) qui n'ont absolument rien à faire avec l'hypnotisme et la suggestion, et les *états provoqués*, les seuls dont il devrait légitimement se préoccuper dans la matière. Ce n'est pourtant pas faute de le lui avoir fait remarquer à plusieurs reprises.

nambulique de leur affction, il sortit net des débats que le crime sur l'hypnotisée, le viol, était seul démontré dans l'état actuel de la science hypnotique.

M. Liégeois affirma bien que certaine Annette G... — son avocat le lui avait dit — avait volé par suggestion une couverture de trois francs, mais la malade, hystérique comme toujours, et de plus morphinomane, placée en observation dans le service de M. Charcot, fut reconnue comme étant réfractaire à l'hypnotisme.

C'était un échec, à n'en pas douter. Enfin, la suggestion — au criminel — n'était peut-être pas aussi terrible que Nancy l'avait faite. Débarrassé de ce cauchemar, on allait pouvoir respirer un peu lorsque, fortune inespérée, l'affaire Gouffé vint remettre toute la question sur le tapis. Et quel public on allait avoir : le grand public, qui juge sainement, lui, à l'inverse des médecins qui, eux, sont « remplis de préjugés (1). » Et là, on ne pouvait le nier, il y avait un cadavre véritable, à moins que M. Lacassagne, suggestionné à son tour, n'eût disséqué un huissier fictif.

Le thème adopté par l'École de Nancy était le suivant et son canevas, rempli par M. Bernheim lui-même (2) :

« Gabrielle Bompard est éminemment suggestible : elle est certainement hypnotisable. Mais le sommeil provoqué n'est pas nécessaire pour éveiller sa suggestibilité, celle-ci est naturellement développée. Elle s'est donnée corps et âme à Eyraud, homme d'affaires vermoulu, beaucoup plus âgé, vivant d'expédients ; elle qui est jeune, agréable et faite pour réussir dans le demi-monde, elle reste sous la domination d'un être qui l'exploite, qui la bat peut-être. Docile à ses suggestions, elle se laisse aller à lui amener l'huissier qu'il veut assassiner ; elle assiste au meurtre, elle y collabore, elle aide à le ficeler, à coudre le sac où on met le cadavre ; elle passe la nuit avec le cadavre... »

Et sur la demande du défenseur de l'inculpée, M. Liégeois — au caractère et à la conviction duquel nous sommes heureux de rendre un public hommage — accepte de se rendre à Paris aux lieu et place de M. Bernheim empêché. En pleine communauté d'idées avec ce dernier, il

(1) *Ibid. Introduction*, p. V.
(2) *Revue de l'Hypnotisme*, 1889-1890, 3e année, p. 266.

le prétend, du moins (1), il va s'efforcer de confondre le rapport des experts qui ont conclu que la suggestion n'avait que faire dans ces débats et que Gabrielle Bompard était parfaitement responsable du crime qui lui était reproché.

Il vient et, devant la Cour et le Jury, réédite dans ses grandes lignes le plaidoyer qu'il avait déjà infructueusement prononcé au *Congrès de l'Hypnotisme* sur la suggestion criminelle. Des faits probants, il n'en a pas à exposer plus qu'à cette époque; des crimes de laboratoire, par exemple, ses mains en sont pleines. Puis il se livre à une dissertation — que nous nous permettrons de trouver scientifiquement fantaisiste — sur la *condition seconde* qui est « *et je suis, dit-il, je crois, le premier* (2) *qui s'en soit aperçu, l'état spécial dans lequel des crimes ont pu être commis*, soit dans la suggestion hypnotique, soit dans la suggestion à l'état de veille (3). » Gabrielle Bompard a été mise en état second par Eyraud, c'est pourquoi

---

(1) M. Bernheim semble depuis avoir complètement renié M. Liégeois, car il prétend maintenant « qu'en réalité, dans le procès Gouffé, la question n'a nullement porté sur les doctrines divergentes des deux Ecoles. » (*Temps*, 29 janvier 1891). *Cette affirmation paraîtra absolument extraordinaire à tous ceux qui ont lu ou suivi les débats ;* nous apprendrons bientôt que M. Liégeois était venu pour soutenir le rapport des experts de Paris.

(2) Il est singulier de voir la façon dont on écrit parfois l'histoire. L'Ecole de Nancy daterait de 1866, époque à laquelle un modeste praticien de cette ville, M. Liébeault, publia un livre, véritable code de la suggestion. Il est vrai que jusqu'en 1881-1882, « les assertions de M. Liébeault ne trouvèrent que des incrédules. » (Bernheim. *De la suggestion*, 1886, p. II). C'est à peu près comme si M. Liébeault se disait le continuateur de l'abbé Faria, auquel il a emprunté sa doctrine et ses procédés suggestifs. Au point de vue médico-légal, l'Ecole de Nancy reconnaît d'abord M. Liébeault (1866), puis...... M. Liégeois (*Ac. des sciences*, 1884). Impossible d'obtenir de M. Liégeois, dans ses diverses publications, ainsi que le lui a reproché publiquement M. Guermonprez (*C. R. Congrès de l'Hypn.*, p. 268), de citer l'œuvre de Charpignon: *Rapports du magnétisme avec la jurisprudence et la médecine légale*, 1860. Il est vrai que les opinions de cet auteur vont juste, la plupart du temps, à l'encontre de celles de M. Liégeois. Nous pouvons cependant concéder à ce dernier que personne ne lui contestera la priorité de l'idée qu'il se fait de l'*état second.*

(3) *Gazette des Tribunaux*, 20 déc. 1890.

elle ne se souvient pas d'avoir été hypnotisée par lui; c'est en condition seconde qu'elle a commis son crime, qui est un crime par suggestion dont elle est irresponsable. Ainsi s'effondre le rapport des experts.

Ah! vous parlez de condition seconde, répond M. Brouardel, avec cette éloquence nette et incisive qui lui est si particulière, mais, puisque vous avez si bien étudié cet état, vous ne devez pas ignorer que c'est un véritable somnambulisme provoqué ou spontané.

Et le somnambule — c'est votre Ecole qui l'enseigne — n'est-ce pas un véritable automate qui, s'il a accepté une suggestion, va droit au but « comme la pierre qui tombe» sans ambages, avec l'abnégation entière de sa personnalité, indépendamment de toute initiative. Le crime en somnambulisme! mais c'est plus encore que dans le drame antique l'unité de temps, de lieu et d'action qui doit présider à sa consommation, sous peine d'échec absolu. Aussi, pour ma part, « je ne connais comme ayant été accomplis sous l'influence de la suggestion que des actes très simples. »

« Or Eyraud part dans les derniers jours de juin pour Londres. Gabrielle Bompard reste à Paris, va louer un petit rez-de-chaussée, rue de Berne ; elle débat les conditions du louage, verse des arrhes; elle va à Londres; elle retrouve Eyraud; elle revient seule, puis retourne à Londres, ramène Eyraud, va louer avec lui rue Tronson-Ducoudray.... Ne voyez-vous pas là des faits admirablement combinés et soutiendrez-vous sérieusement que, pendant tout ce temps, elle était dans un état second?

« Maintenant on dit: Il est possible qu'Eyraud, fort au courant des pratiques hypnotiques, lui ait défendu de se souvenir (1). »

Pourquoi alors raconte-t-elle avec une précision si extraordinaire tous les détails du crime. Eyraud, si suggestion il y a, aurait au moins commencé par lui suggérer qu'il n'était lui-même pour rien dans son accomplissement.

---

(1) *Gazette des Tribunaux*, 20 décembre 1890, p. 1,214, 3e col.

« La vérité, c'est que, lorsque deux personnes vivent ensemble, l'une a sur l'autre une certaine influence.

« Voyez jusqu'où l'on peut aller avec vos théories. J'ouvre le livre de M. Bernheim. Qu'est-ce que j'y trouve? Que Troppmann avait commis son crime sous l'influence d'une autosuggestion, parce que, dans son enfance, il avait lu une scène semblable dans un roman de Ponson du Terrail. Dans le même livre, je vois, au sujet de l'affaire Fenayrou, que Mme Fenayrou a agi d'abord sous la suggestion d'Aubert, puis sous la suggestion de son mari... Et la conclusion c'est qu'elle n'y était pour rien. Elle cédait d'un côté, elle cédait de l'autre. Voilà toute la suggestion. »

Gabrielle Bompard est dans ce cas. — Vous ne nierez pas, m'a-t-on dit, qu'elle ait été autrefois endormie et hypnotisée. Certainement non. — M. le Dr Sacreste lui suggérait de se bien conduire, vous voyez combien la suggestion a été efficace. — Mais, répond le témoin, si elle n'obéissait pas, « c'est qu'il y avait en présence deux influences contraires ; la mienne qui cherchait à la ramener au bien et celle du négociant de Lille qui l'en détournait. »

« C'est cela, répondrai-je : Elle a été tout naturellement à la suggestion qui lui était la plus agréable. Je n'ai jamais dit autre chose (1). »

La cause était entendue, et dans un magnifique réquisitoire que nous n'apprécions qu'au point de vue scientifique, M. Quesnay de Beaurepaire, établissant entre les doctrines de l'Ecole de Paris et de l'Ecole de Nancy un parallèle qui n'était pas à l'avantage de cette dernière, adoptait complètement les opinions de nos éminents maîtres.

Phénomène singulier, *la défense*, qui avait elle-même amené les experts et l'accusation sur ce terrain mobile de l'hypnotisme médico-légal (lequel a beaucoup mieux à faire de se recueillir que de se livrer en pâture à un public incompétent), jetait à son tour par-dessus bord les théories de l'Ecole de Nancy sur lesquelles elle avait fondé tant d'espoir. Qu'on en juge plutôt :

(1) *Gazette des Tribunaux*, 19 décembre 1890, p. 1,211, 2e col.

« Vous avez tous demandé à la fille Bompard, s'écriait l'honorable défenseur (1), comment les choses se sont passées. Moi je vais vous le dire. Gabrielle Bompard a voulu exécuter l'ordre qu'elle avait reçu. Elle avait entre les mains la cordelière, elle s'est avancée, mais elle n'a pu réaliser l'acte criminel... *A ce moment elle a eu une attaque de nerfs,* et alors Eyraud s'est jeté sur Gouffé et l'a étranglé. »

L'attaque d'hystérie terminale, mais c'est là l'enseignement de la Salpêtrière!

Conclusion : vingt ans de travaux forcés de la part du jury réfractaire aux suggestions de M. Liégeois. Et un auteur que l'Ecole de Nancy ne suspectera pas en pareille matière, résumant les débats (2), s'exprimait ainsi : « L'intervention de M. Liégeois a-t-elle été utile à l'accusée ? sur ce point les avis sont partagés. Mais l'impression générale est que les doctrines de l'Ecole de Nancy ont essuyé, sur le terrain juridique, une défaite, d'autant plus regrettable que rien ne justifiait en cette occurrence la nécessité de livrer la bataille. Elle n'a plus qu'à attendre qu'une occasion favorable, qu'un crime qui soit manifestement le résultat d'une suggestion criminelle, lui permette de prendre une revanche éclatante. Jusqu'à ce moment elle doit se recueillir, compléter ses recherches par de nouvelles expériences, affirmer son existence et sa vitalité par des travaux qui défient toute critique. »

Sages conseils, car la science n'a rien à gagner à de pareils débats !

GILLES DE LA TOURETTE.

---

(1) *Gazette des Tribunaux,* 21 décembre 1890, p. 1,219, 3e col.

(2) *Revue de l'Hypnotisme,* 5e année, 407, janvier 1891 : L'*Hypnotisme à la Cour d'assises*, par E. Bérillon.

PARIS.— IMP. V. GOUPY ET JOURDAN, RUE DE RENNES, 71.

www.ingramcontent.com/pod-product-compliance
Lightning Source LLC
LaVergne TN
LVHW021531140926
848035LV00047B/1299